BEI GRIN MACHT SICH IHR WISSEN BEZAHLT

Generalistische Pflegeausbildung. Handlungsmöglichkeiten für Pflegeschüler zur Durchsetzung einer gesetzeskonformen qualitativen Ausbildung

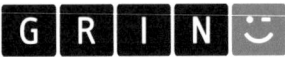

Bibliografische Information der Deutschen Nationalbibliothek:

Die Deutsche Nationalbibliothek verzeichnet diese Publikation in der Deutschen Nationalbibliografie; detaillierte bibliografische Daten sind im Internet über http://dnb.d-nb.de abrufbar.

ISBN: 9783346920041
Dieses Buch ist auch als E-Book erhältlich.

Druck und Bindung: Books on Demand GmbH, Norderstedt Germany
Gedruckt auf säurefreiem Papier aus verantwortungsvollen Quellen

Das vorliegende Werk wurde sorgfältig erarbeitet. Dennoch übernehmen Autoren und Verlag für die Richtigkeit von Angaben, Hinweisen, Links und Ratschlägen sowie eventuelle Druckfehler keine Haftung.

Das Buch bei GRIN: https://www.grin.com/document/1379942

Fallstudie

- Generalistischen Pflegeausbildung und Handlungsmöglichkeiten für Pflegeschüler:innen zur Durchsetzung einer gesetzeskonformen qualitativen Ausbildung -

Studiengang:

Pflegepädagogik Bachelor of Arts

Inhaltsverzeichnis:

I. Abkürzungsverzeichnis

DPR	Deutsche Pflegerat
PflBG	Pflegeberufegesetz
AltPflG	Altenpflegegesetz
KrPflG	Krankenpflegegesetz
Vgl.	Vergleich
PflAPrV	Ausbildungs- und Prüfungsverordnung für die Pflegeberufe
d.h.	das heißt
bzw.	beziehungsweise
DBfK	Deutscher Berufsverband für Pflegeberufe
u.a.	unter anderem
PflBAPAVO	Landesverordnung zur Ausführung ausbildungs- und prüfungsrechtlicher Vorschriften des Pflegeberuferechts
BetrVG	Betriebsverfassungsgesetz
JAV	Jugend- und Auszubildendenvertretung

In dieser Arbeit wurde (ohne Anspruch auf Vollständigkeit) auf möglichst geschlechtsneutrale Formulierungen geachtet

1. Einleitung

Fachkräftemangel – dies ist wohl das Schlagwort schlechthin, welches sich in den vergangenen Monaten in den Medien manifestiert hat. Insbesondere der Fachkräftemangel in der Pflege sorgte während der Corona-Pandemie für ausreichend Zündstoff. Das Bundesministerium für Gesundheit offeriert, dass derzeit in allen Pflegeberufen Fachkräfte fehlen, es gegenwärtig aber an amtlichen Angaben fehlt, wie hoch die Zahl aller nicht besetzten Stellen in den Pflegeberufen liegt.[1]

Was sind die Folgen des Fachkräftemangels in der Pflege bzw. wie lässt er sich beheben? Die Frage ist nicht einfach zu beantworten und dennoch sollte ein wichtiges Augenmerk auf Nachwuchskräften liegen. Doch genau hier fängt bereits die Problematik an. Personalmangel in den einzelnen Einrichtungen, Krankenhäusern und ambulanten Diensten führt dazu, dass Pflegeschüler:innen, die sich in der Ausbildung zum Pflegefachmann / zur Pflegefachfrau befinden, als vollwertige Pflegekräfte eingesetzt werden und auch regelmäßig Überstunden leisten müssen. Bei der Eröffnung des virtuellen Kongresses Pflege 2021 erklärte die Vize-Präsidentin des Deutschen Pflegerates (DPR), Christine Vogler, dass die Zahl der Ausbildungsabbrüche bei 28 Prozent liegt. Die Pflegeschüler:innen fühlen sich überfordert und überlastet und Praxisanleitungen werden nicht in der Art umgesetzt, wie es der Gesetzgeber vorschreibt.[2]

Viele Auszubildende zum Pflegefachmann / zur Pflegefachfrau stehen aktuell vor Konflikten. Zum einen möchten sie eine qualifizierte Ausbildung, die auch rechtlich im Pflegeberufegesetz festgeschrieben ist, erhalten, zum anderen möchten sie auch ihre Einrichtungen und Teams, in denen sie arbeiten, unterstützen.

Die vorliegende Fallstudie beschäftigt sich mit dem neuen Pflegeberufegesetz und den daraus resultierenden Rechten und Pflichten von Auszubildenden, die sich in der generalistischen Pflegeausbildung zum Pflegefachmann / zur Pflegefachfrau befinden als auch den Pflichten der Träger der praktischen Ausbildung. Zusätzlich wird kurz auf eine mögliche Ursache mangelhafter Ausbildung eingegangen und es sollen Wege aufgezeigt werden, wie sich die Auszubildenden selbst schützen und eine qualifizierte Ausbildung einfordern bzw. ihre Interessen stärken können.

---

[1] Vgl. Bundesministerium für Gesundheit (2021) : Beschäftigte in der Pflege.
[2] Vgl.: Osterloh, F. (2021): Immer mehr Auszubildende brechen Pflegeausbildung ab.

2. Inkrafttreten der Pflegeberufereform – generalistische Pflegeausbildung

Zum 01.01.2020 trat das Pflegeberufegesetz (PflBG) in Kraft, das die Pflegeausbildung nach dem Altenpflegegesetz (AltPflG) und dem Krankenpflegegesetz (KrPflG) ablöste, mit dem Ziel, die Attraktivität des Berufstandes zu erhöhen als auch eine Weiterentwicklung voranzutreiben. Demnach soll die generalistische Pflegeausbildung inhaltlich auf Pflege von Menschen aller Altersgruppen vorbereiten und verbindet die Kinderkrankenpflege, die Altenpflege und die Gesundheits- und Krankenpflege. Somit entsteht ein einheitliches Berufsbild, das eine dreijährige fachliche Ausbildung umfasst.[3]

Die Gesamtverantwortung für die Koordination des Unterrichts mit der praktischen Ausbildung liegt nach § 10 Abs. 1 des PflBG bei den Pflegeschulen. Ihnen obliegt die Überprüfung dessen, ob der Ausbildungsplan der praktischen Ausbildung den Anforderungen des Curriculums entspricht. Bei Abweichungen ist der Träger der praktischen Ausbildung zur Anpassung verpflichtet.[4]

2.1. Fachkräftemangel – der Grund für unzureichende Ausbildung von Nachwuchskräften?

Infolge des demografischen Wandels, mit einem Anstieg der Lebenserwartung und einer niedrigen Geburtenrate, wird die Bevölkerung zunehmend älter. Mit der Konsequenz einer Steigerung der Anzahl von Pflegebedürftigen. Das Statistische Bundesamt schätzt, dass es bis 2060 circa neun Millionen Hochbetagte in Deutschland geben wird.[5] Das Institut der deutschen Wirtschaft in Köln prognostiziert, dass in der deutschen Pflegelandschaft im Bereich der stationären Versorgung bis zum Jahr 2035 zirka 307.000 Pflegekräfte fehlen werden. Zusammen mit der ambulanten Pflege erhöht sich die Zahl auf knapp 494.000.[6] Diese Zahlen wirken sich auch auf die qualitative Ausbildung der Nachwuchskräfte aus.

Mit Hilfe der Pflegestudie 2018 konnte durch eine Online-Umfrage ermittelt werden, dass neben Praxisanleitern auch Pflegedienstleitungen und examinierte Pflegekräfte die Anleitung der Auszubildenden übernehmen. Demnach wird zu 69 Prozent die Anleitung durch Praxisanleiter:innen durchgeführt. Ursächlich wird hierfür die Schwierigkeit der Einrichtungen genannt, eine Pflegefachkraft für Praxisanleitungen freizustellen.[7]

---

[3] Vgl.: Kamps, E. (2019): Pflegestudie 2018 – Wege aus dem Fachkräftemangel in der stationären Altenpflege. S. 12.
[4] Vgl.: Bundesministerium der Justiz und für Verbraucherschutz (2017): Gesetz über die Pflegeberufe. S. 8.
[5] Vgl.: Kamps, E. (2019): Pflegestudie 2018 – Wege aus dem Fachkräftemangel in der stationären Altenpflege. S. 2.
[6] Vgl.: Radtke, R. (2020): Prognostizierter Bedarf an stationären und ambulanten Pflegekräften in Deutschland bis zum Jahr 2035.
[7] Vgl.: Kamps, E. (2019): Pflegestudie 2018 – Wege aus dem Fachkräftemangel in der stationären Altenpflege. S. 15.

2.2. Gesetzlicher Rahmen der Pflegeausbildung

Die praktische Ausbildung umfasst 2500 Stunden, verteilt auf drei Jahre nach PflAPrV § 1 Absatz 2. Die theoretische und praktische Ausbildung erfolgt im Wechsel, wobei der durchgeführte Unterricht und die praktische Ausbildung aufeinander abgestimmt erfolgen soll.[8]

Die Verantwortung für die Durchführung der praktischen Ausbildung liegt beim Träger. Dieser schließt mit den Auszubildenden einen Ausbildungsvertrag (§ 8 PflBG Abs. 1). Im PflAPrV ist auch die Praxisanleitung detailliert aufgeführt (§ 4 PflAPrV). Hiernach ist es die Aufgabe der Einrichtungen, die Praxisanleitungen sicherzustellen. Diese dient der Heranführung der Auszubildenden an die beruflichen Aufgaben als Pflegefachfrau oder Pflegefachmann. Die Praxisanleitung muss im Umfang von mindestens 10 Prozent der während der eines Einsatzes zu leistenden praktischen Ausbildungszeit erfolgen. Die Grundlage dafür liefert der vereinbarte Ausbildungsplan.[9]

Befindet sich der Auszubildende / die Auszubildende in einem externen Einsatz, hat der Ausbildungsträger auch hier sicherzustellen, dass diese dort Praxisanleitung im Umfang von mindestens 10 Prozent der absolvierten Einsatzstunden erhalten.[10]

Neben der geplanten und strukturierten Praxisanleitung sollten auch spontane und situative Praxisanleitungen stattfinden. Die Auszubildenden sollten Aufgaben erhalten, die ihren Lernstand entsprechen und sie weder über- noch unterfordern. Die zu übertragenen Aufgaben müssen dem Ausbildungszweck dienen und dem Ausbildungsstand entsprechen.[11]

Praxisanleitung ist für Pflegeschüler:innen unabdingbar, um dem Theorie-Praxis-Transfer Rechnung zu tragen. Der theoretische Unterricht in der Pflegeschule erfolgt im Wechsel mit der praktischen Ausbildung, mit dem Ziel, die theoretischen Inhalte aus dem Unterricht auf das praktische Berufsfeld zu übertragen und somit zu Wissen zu verknüpfen und weiterzuentwickeln. Dies ist ein fortlaufender Prozess, denn nach Rückkehr der Pflegeschüler:innen in die Pflegeschule greift diese die Erfahrungen und neues Wissen auf und bearbeitet es weiter.[12]

Zusätzlich zu den Praxisanleitungen erfolgen im Orientierungseinsatz, in jedem Pflicht-, als auch Vertiefungseinsatz eine Praxisbegleitung. Dies erfolgt durch die Lehrkräfte der Schule, die die Auszubildenden fachlich betreuen, unterstützen und beurteilen in Zusammenarbeit mit den Praxisanleitern der Einrichtung. Grundlage dafür ist § 5 PflAPrV.[13] Durch die Praxisbegleitung entsteht ein persönlicher Kontakt mit allen an der Ausbildung Beteiligten und kann auch zu einer verbesserten Zusammenarbeit von Einrichtung und Pflegeschule führen. Die Praxisbegleitung erfolgt realitätsnah,

---

[8] Vgl.: Bundesministerium der Justiz und für Verbraucherschutz (2018): Ausbildungs- und Prüfungsverordnung für die Pflegeberufe (Pflegeberufe-Ausbildungs- und -Prüfungsverordnung - PflAPrV). S. 5.
[9] Vgl.: Bundesministerium der Justiz und für Verbraucherschutz (2018): Ausbildungs- und Prüfungsverordnung für die Pflegeberufe (Pflegeberufe-Ausbildungs- und -Prüfungsverordnung - PflAPrV). S. 7.
[10] Vgl.: Bpa Niedersachsen (2021): Die neue Pflegeausbildung nach dem Pflegeberufegesetz ab 2020. S. 16.
[11] Vgl.: Jürgensen, A./Dauer, B. (2021): Handreichung für die Pflegeausbildung am Lernort Praxis. S. 24.
[12] Vgl.: Saul, S./Jürgensen, A. (2021): Handreichung für die Pflegeausbildung am Lernort Pflegeschule. S. 19.
[13] Vgl.: Jürgensen, A./Dauer, B. (2021): Handreichung für die Pflegeausbildung am Lernort Praxis. S. 15.

d.h. der Lernende / die Lernende führt pflegerische Maßnahmen am ausgewählten Bewohner / Patienten durch. Die Lehrkraft beobachtet die Durchführung und beurteilt die Kompetenzen. Dies stellt eine Möglichkeit dar, den Theorie-Praxis-Transfer zu sichern.[14]

Eine weitere wichtige Rolle in der praktischen Ausbildung nimmt der Ausbildungsnachweis ein. Die Gestaltung des Ausbildungsnachweises liegt in der Pflicht der Pflegeschule. Aus ihm müssen sich die Leistungen der praktischen Ausbildung übereinstimmend mit dem Ausbildungsplan ablesen können, als auch eine entsprechende Kompetenzentwicklung feststellbar sein. Die Nachweise beziehen sich auf die Einsätze, der Praxisanleitung, der Zwischenprüfung, der Nachtdienste als auch Gesprächsprotokollvorlagen für Erst-, Zwischen- und Abschlussgespräche und Reflexionsgespräche im Rahmen der Praxisbegleitung. Der Auszubildende / die Auszubildende hat die Pflicht, diesen Nachweis während der gesamten Ausbildung sorgfältig zu führen, was im besten Falle einmal pro Woche im Dienstplan eingeplant wird. Der Ausbildungsnachweis dient als Dokument mitunter der Zulassung zur Abschlussprüfung nach § 11 Abs. 2 PflAPrV.[15]

3. Pflichten in der Ausbildung zum Pflegefachmann / zur Pflegefachfrau

Im Pflegeberufegesetz sind die Pflichten aller Beteiligten des Ausbildungsberufes zum Pflegefachmann / zur Pflegefachfrau festgeschrieben.[16] Die Pflichten der einen Seite werden zu den Rechten der anderen Seite, d.h. die Pflicht des Trägers wird zum Recht für die Schüler:innen. Nachfolgend werden diese aus Sicht der Lernenden und der Ausbilder bzw. Träger der praktischen Ausbildung differenziert.

3.1. Pflichten der Lernenden

Nach dem PflBG ist es für die Auszubildenden erforderlich, die in § 5 beschriebenen Kompetenzen zu erwerben, die Grundlage zur Erreichung des Ausbildungsziels sind. Um nur einige zu nennen, seien hier folgende aufgeführt: der Erwerb von fachlichen und personalen Kompetenzen für die selbstständige, umfassende und prozessorientierte Pflege von Menschen in allen Altersstufen in ambulanten als auch akut und dauerhaft stationären Pflegesituationen mitsamt methodischen, sozialen, interkulturellen und kommunikativen Kompetenzen. Weiterhin zählen zu den Kompetenzen präventive, kurative, rehabilitative, palliative und sozialpflegerische Maßnahmen, ebenso das Arbeiten nach allgemein wissenschaftlich anerkannten Erkenntnissen auf Grundlage professioneller Ethik.[17]

---

[14] Vgl.: Saul, S./Jürgensen, A. (2021): Handreichung für die Pflegeausbildung am Lernort Pflegeschule. S. 20.
[15] Vgl.: Jürgensen, A./Dauer, B. (2021): Handreichung für die Pflegeausbildung am Lernort Praxis. S. 27.
[16] Vgl.: Bundesministerium der Justiz und für Verbraucherschutz (2017): Gesetz über die Pflegeberufe. S.12.
[17] Vgl.: Bundesministerium der Justiz und für Verbraucherschutz (2017): Gesetz über die Pflegeberufe. S. 6.

Weiterhin besteht die Pflicht an Ausbildungsveranstaltungen der Pflegeschule teilzunehmen. Dies beinhaltet den theoretischen Unterricht, als auch andere Veranstaltungen. Die übertragenen Aufgaben müssen sorgfältig ausgeführt werden, womit nicht nur die in der praktischen Ausbildung gemeint sind, sondern auch die der theoretischen, beispielsweise in Form von Praxisaufträgen, Referaten, Klausurvorbereitungen. Eine bereits genannte Pflicht ist die, der Führung des schriftlichen Ausbildungsnachweises. Zudem gelten die Bestimmungen zur Schweigepflicht und Stillschweigen über Betriebsgeheimnisse zu wahren und nicht zu vergessen, die Rechte der zu pflegenden Menschen zu achten.[18]

Um diese Pflichten ausfüllen zu können, müssen unter anderem die äußeren Rahmenbedingungen vorhanden sein, die nachfolgend aus Perspektive der Pflichten seitens der Ausbildenden erläutert werden.

3.2. Pflichten der Ausbildenden / Träger

Der Ausbildungsträger hat dafür Sorge zu tragen, dass das Ausbildungsziel in der vorgegebenen Zeit zu erreichen ist auf Grundlage eines zeitlich und sachlich gegliederten Ausbildungsplans. Des Weiteren steht es in seiner Verantwortung, dass die vereinbarten Einsätze der praktischen Ausbildung durchgeführt werden (§ 16 Absatz 2 Nr. 4 PflBG). Ebenso hat der Träger der praktischen Ausbildung sicherzustellen, dass die Praxisanleitung im Umfang von mindestens 10 Prozent der während eines Einsatzes zu leistenden praktischen Ausbildungszeit stattfindet. Weiterhin sind alle Ausbildungsmittel, die zur Erreichung des Ausbildungsziels notwendig sind zur Verfügung zu stellen als auch die Lernenden für die Teilnahme an Veranstaltungen der Pflegeschule und Prüfungen freizustellen. Während der Ausbildung dürfen dem Auszubildenden nur Aufgaben übertragen werden, die dem Ausbildungszweck dienen und dem Ausbildungsstand entsprechen, als auch den physischen und psychischen Kräften der Lernenden angemessen sein. Zudem zahlt der Träger der praktischen Ausbildung eine Ausbildungsvergütung.[19]

Aus den dargestellten Pflichten seitens der Lernenden und der Ausbildenden ergeben sich die entsprechenden Rechte der beteiligten Vertragspartner. Demzufolge hat beispielsweise der Lernende das Recht, die gesetzlich vorgeschriebene Mindestanzahl an Praxisanleitungen zu erhalten. Nachfolgend werden Handlungsmöglichkeiten seitens der Pflegeschüler:innen aufgezeigt, um sich eine gesetzeskonforme und qualitative Ausbildung zu sichern.

---

[18] Vgl.: Bundesministerium der Justiz und für Verbraucherschutz (2017): Gesetz über die Pflegeberufe. S. 11.
[19] Vgl.: Bundesministerium der Justiz und für Verbraucherschutz (2017): Gesetz über die Pflegeberufe. S. 12.

4. Handlungswege bei unzureichender Ausbildung

Für Pflegeschüler:innen ist es häufig schwierig, sich gegen nicht gesetzeskonformes Handeln des Trägers zu wehren. Sie stehen im Konflikt aufgrund ihres Abhängigkeitsverhältnisses und ihres Rechts auf Ausbildung.[20] Die DBfK führte eine Online-Umfrage vom 29.02.-16.04.2016 mit Fragen zur Dienstplanung, Pausenregelung als auch soziodemografischen Fragen durch. Es nahmen 3572 Teilnehmer teil und es erfolgte eine deskriptive Auswertung nach wissenschaftlichen Methoden. Bei der Frage nach Gründen für regelmäßiges Einspringen nutzten 597 Teilnehmer den Freitext zur näheren Erläuterung und es fielen u.a. folgende Aussagen:

- Schlechtes Gewissen,
- Sich im Team keine Feinde machen,
- Als Auszubildender hat man schlechte Karten, wenn man „Nein" sagt und macht sich damit unbeliebt und
- Auszubildende haben häufig Angst vor einer schlechten Bewertung / Beurteilung bei Ablehnung.[21]

Aus diesen Aussagen ist der innere Konflikt der betreffenden Personen bereits ersichtlich.

Dennoch stehen den Pflegeschüler:innen Wege offen, die nachfolgend erläutert werden.

4.1. Pflegeschule - Schulbehörde

Der Pflegeschule unterliegt die Gesamtverantwortung, nicht nur für die Koordination des Unterrichts, sondern vielmehr auch für die praktische Ausbildung nach § 10 PflBG. Insbesondere in § 10 Abs. 2 PflBG wird explizit die Überprüfung der Ausbildungsnachweise der Pflegeschüler:innen seitens der Lehrkräfte beschrieben. Zum einen wird kontrolliert, ob die praktische Ausbildung gemäß dem Ausbildungsplan durchgeführt wird und, ob die erforderlichen 10 Prozent Praxisanleitung je Einsatz erfolgt sind.[22] Oftmals erfolgt die Überprüfung der Ausbildungsnachweise in Form eines Reflexionsgespräches mit der Klassenleitung. Hierbei besteht für jeden einzelnen Pflegeschüler:in die Möglichkeit, unzureichende Ausbildung in der Einrichtung zu kommunizieren. Die Pflegeschule prüft, ob die praktische Ausbildung dem schulinternen Curriculum entspricht und kann bei Abweichungen den Träger der Einrichtungen zur Anpassung verpflichten (§ 10 Abs. 1 PflBG).

Einzelne Bestimmungen zur Ausbildung des Pflegeberufes sind Ländersache und somit hat jedes Bundesland eine Landesverordnung zur Ausführung ausbildungs- und prüfungsrechtlicher Vorschriften des Pflegeberuferechts erlassen (PflBAPAVO). In Rheinland-Pfalz trat diese Verordnung am 16.04.2021 in Kraft. In § 4 Abs. 5 PflBAPAVO ist festgelegt, dass die zuständige Behörde zur

---

[20] Vgl.: Sammelband der DBfK-Aktion 2016 (2016): Mein Recht auf Frei. S. 39.
[21] Vgl.: Sammelband der DBfK-Aktion 2016 (2016): Mein Recht auf Frei. S. 41.
[22] Vgl.: Bundesministerium der Justiz und für Verbraucherschutz (2017): Gesetz über die Pflegeberufe. S. 8.

Überprüfung der Eignung einer Einrichtung nach § 7 Abs. 5 Satz 2 PflBG die Schulbehörde ist. Auf Verlangen der Schulbehörde müssen die Einrichtungen ihre Eignung als Träger der praktischen Ausbildung nachweisen.[23] Da die Schulbehörde nur agieren kann, wenn sie von den Umständen der Ausbildung in den entsprechenden Einrichtungen erfährt, ist vorab zu klären, welche Schulbehörde zuständig ist. Zusätzlich können die Länder durch Landesrecht bei der zuständigen Stelle (Schulbehörde) bestimmen, dass eine Ombudsstelle zur Beilegung von Streitigkeiten zwischen Pflegeschüler:innen und dem Träger der praktischen Ausbildung eingerichtet wird (§ 7 Abs. 6 PflBG).[24]

4.2. Betriebsrat – Jugend- und Auszubildendenvertretung

Betriebsräte können in allen Betrieben gewählt werden, die mindestens fünf Arbeitnehmer beschäftigen. Wahlberechtigt sind alle Arbeitnehmer des Betriebes, die mindestens 18 Jahre alt sind. Des Weiteren können die unter 18-Jährigen und Auszubildenden bis 25 Jahren eine Jugend- und Auszubildendenvertretung wählen, wenn mindestens fünf Arbeitnehmer in diese Kategorie fallen.[25]

Aufgabe der Jugend- und Auszubildendenvertretung ist es, die Belange der Arbeitnehmer unter 18 und Auszubildenden bis 25 Jahren wahrzunehmen (§ 60 BetrVG). Hierzu zählen u.a. Maßnahmen in Fragen der Berufsbildung beim Betriebsrat zu beantragen (§ 70 Abs. 1 BetrVG) und die Überwachung dessen, dass geltende Gesetze, Verordnungen, Unfallverhütungsvorschriften, Tarifverträge und Betriebsvereinbarungen eingehalten werden (§ 70 Abs. 2 BetrVG).[26]

Die JAV wird tätig, indem sie beim Betriebsrat Maßnahmen beantragt, die ihre Zielgruppe betreffen, da sie kein selbstständiges Organ ist. Somit ist sie dem Betriebsrat untergeordnet und arbeitet eng mit ihm zusammen.[27]

Pflegeschüler:innen können sich bei Unstimmigkeiten während der Ausbildung an die Jugend- und Auszubildendenvertretung wenden und Hilfe beanspruchen. Mithilfe des Betriebsrates kann diese auf die Einhaltung des Pflegeberufegesetzes hinweisen und zu einer maßgeblichen Verbesserung der Ausbildungsqualität führen.

4.3. Arbeitsrechtliche Schritte

Sollten die vorherigen beschriebenen Maßnahmen nicht greifen und weiterhin eine nicht rechtskonforme Ausbildung seitens der Einrichtungen durchgeführt werden, empfiehlt es sich, einen neuen Ausbilder zu suchen oder die Abteilung / Station zu wechseln.

---

[23] Vgl.: Staatskanzlei Rheinland-Pfalz (2021): Gesetz- und Verordnungsblatt für das Land Rheinland-Pfalz vom 19. April 2021. S. 2.
[24] Vgl.: Bundesministerium der Justiz und für Verbraucherschutz (2017): Gesetz über die Pflegeberufe. S. 7.
[25] Vgl.: Podehl, J. (2017): Arbeitsrecht – Praktischer Leitfaden für den betrieblichen Einsatz. S. 128.
[26] Vgl.: Bundesministerium der Justiz (2001): Betriebsverfassungsgesetz. S. 20-22.
[27] Vgl.: Dittmar, A. (o.J.): Jugend- und Auszubildendenvertretung.

Hierbei sollten seitens des Auszubildenden verschiedene Aspekte beachtet werden. Zum einen sollte die Kündigung erst eingereicht werden, wenn bereits ein neuer Ausbildungsplatz vorhanden ist und ein nahtloser Übergang gewährleistet ist. Zum anderen sollen der Wechsel der Ausbildungs-stelle vorab mit der Pflegeschule besprochen werden. Wie bereits erwähnt, trägt die Pflegeschule die Gesamtverantwortung für die Ausbildung und muss die Eignung der neuen Ausbildungsstelle überprüfen.[28]

Weiterhin sind die Kündigungsfristen nach dem Pflegeberufegesetz zu beachten. Demnach gilt, dass während der Probezeit das Ausbildungsverhältnis von beiden Vertragspartnern ohne Einhal-tung einer Kündigungsfrist gekündigt werden kann (§ 22 Abs.1 PflBG). Nach der Probezeit ist dies ohne Einhaltung einer Kündigungsfrist nur bei wichtigem Grunde von den Vertragspartnern möglich, ansonsten seitens der Auszubildenden mit einer Frist von vier Wochen (§ 22 Abs. 2 PflBG). Zudem muss die Kündigung schriftlich erfolgen (§ 22 Abs. 3 PflBG).[29]

Grundsätzlich zeigt sich, dass es Möglichkeiten gibt, qualifizierte Ausbildung einzufordern. Berück-sichtigt werden sollte allerdings stets die daraus folgenden möglichen Konsequenzen, die jeder Weg nach sich zieht, was Pflegeschüler:innen oftmals vom Handeln abhalten. Hier gibt es seitens der Pflegeschulen und auch der Einrichtungen Handlungsbedarf, insbesondere sollten sich die Vertrags-partner als gleichwertige Partner annehmen und die Rechte und Pflichten jeder Seite berücksichti-gen und zugestehen.

---

[28] Vgl.: Bundesministerium der Justiz und für Verbraucherschutz (2017): Gesetz über die Pflegeberufe. S. 8.
[29] Vgl.: Bundesministerium der Justiz und für Verbraucherschutz (2017): Gesetz über die Pflegeberufe. S. 13.

5. Fazit

Für Pflegeschüler:innen ist jeder Weg zur Einforderung einer qualifizierten Ausbildung eine Hürde, die es zu überwinden gilt. Nicht selten, erfolgt bei Einforderung der gesetzlich vorgeschriebenen Rechte ein verändertes Verhalten zwischen Einrichtungen und Auszubildenden. Sei es die Unterstützungssuche in der Pflegeschule oder beim Betriebsrat. Vielfach haben Auszubildende Ängste sich zu wehren, da sie dies oft mit einer schlechten Beurteilung verknüpfen oder negativen Konsequenzen.[30] Die Folge daraus zeigt sich in Unzufriedenheit und Ausstiegsgedanken, was wiederum den Fachkräftemangel verschärft.

Fakt ist, dass der Fachkräftemangel in der Pflege angekommen ist und zukünftig mehr in Fachkräfte investiert werden muss, auch im Hinblick auf den demografischen Wandel, der sich nicht aufhalten lässt. Eine sinnvolle Investition zeigt sich in der qualifizierten Ausbildung von Nachwuchskräften. Hier sollte mitunter angesetzt werden, seitens der Politik, als auch der einzelnen Einrichtungen. Erfahren Pflegeschüler:innen qualifizierte Ausbildung nach dem Ausbildungsrahmenplan, so wird sich dies in Zufriedenheit, Erfolg und Bindung zeigen. Jede Einrichtung kann sich durch zufriedene Auszubildende Nachwuchskräfte sichern. Hier muss ein Umdenken auf Trägerseite als auch der bereits tätigen Mitarbeiter erfolgen. Jeder einzelne Mitarbeiter einer Einrichtung hat Anteil daran, ob ein bei ihnen ausgebildeter Pflegeschüler:in im Betrieb nach erfolgreichem Examen bleibt und somit der eigene Fachkräftemangel reduziert werden kann.

Auch die Politik muss die Umsetzung des Pflegeberufegesetzes evaluieren und mit Lösungen für aufgetretene Probleme anpassen. Das Gesundheitsministerium wirbt auf der eigenen Website damit, dass sich die Qualität der Ausbildung durch bessere Anleitung und Begleitung der Pflegeschüler:innen seitens der Einrichtungen und Pflegeschulen erhöht. Um dies sicherzustellen wurden Mindestanforderungen an die Pflegeschulen als auch an die Träger der Einrichtungen im Pflegeberufegesetz gestellt.[31] Die personelle Situation innerhalb der Einrichtungen wurde hierbei nicht berücksichtigt, ebenso wenig das Vorhandensein von ausreichend Praxisanleitern in den einzelnen Abteilungen. Hier fehlt es häufig an Anreizen, Zeit in eine Weiterbildung zur Praxisanleiter:in zu investieren, was im Berufsalltag ein Mehraufwand zu der zusätzlichen Arbeit bedeutet. Ziel könnte hier eine Freistellung sein, um die Arbeit als Praxisanleiter:in durchzuführen und ein finanzieller Ausgleich für die Mehrarbeit.

Die Gestaltung der generalistischen Pflegeausbildung ist nach wie vor ausbaufähig und zeigt bereits jetzt ihr Grenzen, häufig auf Kosten der Pflegeschüler:innen. Zukünftiges Ziel sollte es sein, eine qualifizierte und gesetzeskonforme Ausbildung sicherzustellen, um die neuen Fachkräfte erfolgreich an die Einrichtungen bzw. im Pflegeberuf zu binden.

---

[30] Vgl.: Sammelband der DBfK-Aktion 2016 (2016): Mein Recht auf Frei. S. 41.
[31] Vgl.: Bundesministerium für Gesundheit (2022): Fragen und Antworten zum Pflegeberufegesetz.

II. Literaturverzeichnis

- Monografie

Jürgensen, A./Dauer, B. (2021): Handreichung für die Pflegeausbildung am Lernort Praxis. Bundesinstitut für Berufsbildung, Bonn.

Podehl, J. (2017): Arbeitsrecht – Leitfaden für den betrieblichen Einsatz. Springer Gabler Verlag, Wiesbaden.

Saul, S./Jürgensen, A. (2021): Handreichung für die Pflegeausbildung am Lernort Pflegeschule - Erläuterungen des PflBG, der PflAPrV und des Rahmenlehrplans der Fachkommission nach § 53 PflBG. Bundesinstitut für Berufsbildung, Bonn.

- Internetquellen

Bpa Niedersachsen (2021): Die neue Pflegeausbildung nach dem Pflegeberufegesetz ab 2020 - Sonderrundschreiben zur neuen Pflegeausbildung nach dem Pflegeberufegesetz ab 2020. Sonderausgabe II. Hannover. (URL: https://www.bpa.de/fileadmin/user_upload/MAIN-dateien/NI/Anlagen_News_Allgemein/Generalistik/Sonderausgabe_Generalistik_II.pdf [letzter Zugriff: 20.01.2022])

Bundesministerium der Justiz (2001): Betriebsverfassungsgesetz. (URL: https://www.gesetze-im-internet.de/betrvg/BetrVG.pdf [letzter Zugriff: 15.02.2022])

Bundesministerium der Justiz und für Verbraucherschutz (2017): Gesetz über die Pflegeberufe (Pflegeberufegesetz – PflBG). (URL: https://www.gesetze-im-internet.de/pflbg/PflBG.pdf [letzter Zugriff: 14.02.2022])

Bundesministerium der Justiz und für Verbraucherschutz (2018): Ausbildungs- und Prüfungsverordnung für die Pflegeberufe (Pflegeberufe-Ausbildungs- und -Prüfungsverordnung - PflAPrV) (URL: https://www.gesetze-im-internet.de/pflaprv/PflAPrV.pdf [letzter Zugriff: 14.02.2022])

Bundesministerium für Gesundheit (2021): Beschäftigte in der Pflege. (URL: https://www.bundesgesundheitsministerium.de/index.php?id=646 [letzter Zugriff: 20.01.2022])

Bundesministerium für Gesundheit (2022): Fragen und Antworten zum Pflegeberufegesetz. (URL: https://www.bundesgesundheitsministerium.de/pflegeberufegesetz/faq-pflegeberufegesetz.html [letzter Zugriff: 16.02.2022])

DBfK (2016): Mein Recht auf Frei – Sammelband zur DBfK-Aktion 2016. Hrsg. Deutscher Berufsverband für Pflegeberufe e.V. – Bundesverband. Berlin. (URL: https://www.dbfk.de/media/docs/download/Allgemein/Mein-Recht-auf-Frei_Sammelband-2016.pdf [letzter Zugriff: 26.01.2022])

Dittmar, A. (o.J.): Jugend- und Auszubildendenvertretung (JAV). (URL: https://www.betriebsrat.com/wissen/jugend-und-auszubildendenvertretung [letzter Zugriff: 15.02.2022])

Kamps, E. (2019): Pflegestudie 2018 – Wege aus dem Fachkräftemangel in der stationären Altenpflege. Hrsg. Prof. Dr. Dagmar Ackermann und Prof. Dr. Christian Timmreck. Hochschule Niederrhein. (URL: https://www.hs-niederrhein.de/fileadmin/dateien/FB10/PFLEGESTUDIE.pdf [letzter Zugriff: 19.01.2022])

Osterloh, F. (2021): Immer mehr Auszubildende brechen Pflegeausbildung ab. Deutsches Ärzteblatt. Berlin. (URL: https://www.aerzteblatt.de/nachrichten/120683/Immer-mehr-Auszubildende-brechen-Pflegeausbildung-ab [letzter Zugriff: 15.02.2022])

Radtke, R. (2020): Prognostizierter Bedarf an stationären und ambulanten Pflegekräften in Deutschland bis zum Jahr 2035. Statista (URL: https://de.statista.com/statistik/daten/studie/172651/umfrage/bedarf-an-pflegekraeften-2025/ [letzter Zugriff: 18.01.2022])

Staatskanzlei Rheinland-Pfalz (2021): Gesetz- und Verordnungsblatt für das Land Rheinland-Pfalz vom 19. April 2021. (URL: https://www.pflegeausbildung.net/fileadmin/de.altenpflegeausbildung/content.de/user_upload/Landesrechtliche_Regelungen/RLP/PflBAPAVO_GVBl._Nr._17.pdf [letzter Zugriff: 14.02.2022])

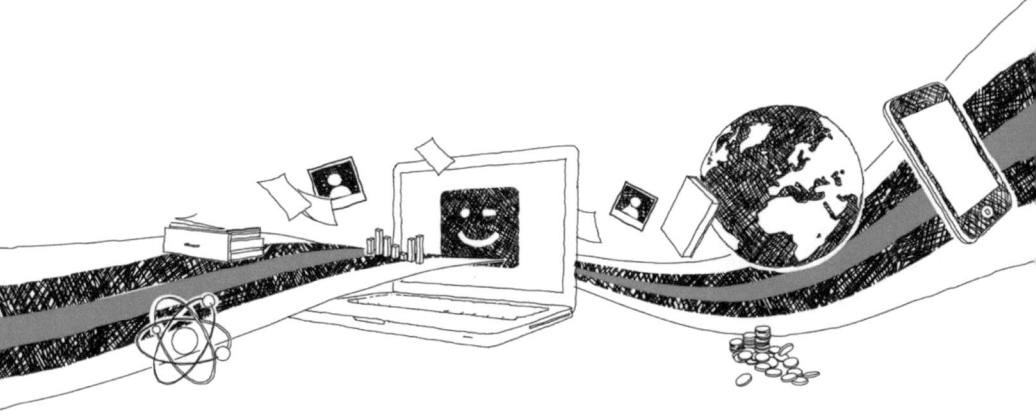
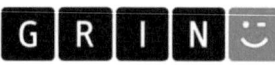